BEI GRIN MACHT SICH IHR WISSEN BEZAHLT

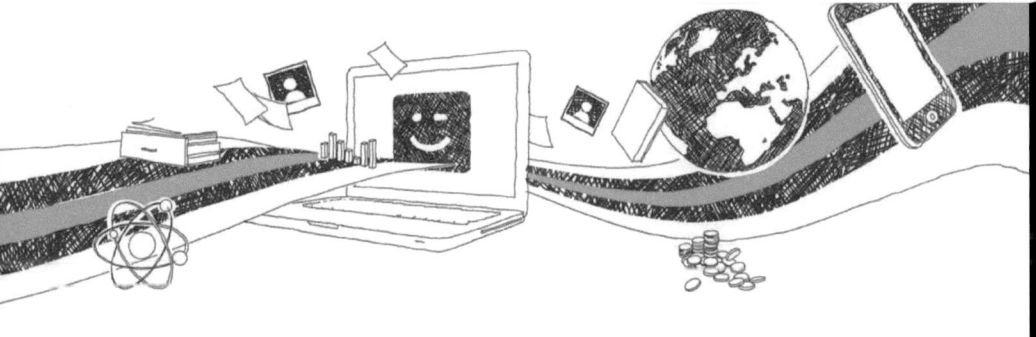

- Wir veröffentlichen Ihre Hausarbeit,
  Bachelor- und Masterarbeit

- Ihr eigenes eBook und Buch -
  weltweit in allen wichtigen Shops

- Verdienen Sie an jedem Verkauf

**Jetzt bei www.GRIN.com hochladen
und kostenlos publizieren**

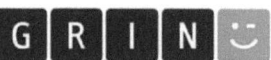

Bibliografische Information der Deutschen Nationalbibliothek:

Die Deutsche Bibliothek verzeichnet diese Publikation in der Deutschen National-
bibliografie; detaillierte bibliografische Daten sind im Internet über http://dnb.d-
nb.de/ abrufbar.

Dieses Werk sowie alle darin enthaltenen einzelnen Beiträge und Abbildungen
sind urheberrechtlich geschützt. Jede Verwertung, die nicht ausdrücklich vom
Urheberrechtsschutz zugelassen ist, bedarf der vorherigen Zustimmung des Verla-
ges. Das gilt insbesondere für Vervielfältigungen, Bearbeitungen, Übersetzungen,
Mikroverfilmungen, Auswertungen durch Datenbanken und für die Einspeicherung
und Verarbeitung in elektronische Systeme. Alle Rechte, auch die des auszugsweisen
Nachdrucks, der fotomechanischen Wiedergabe (einschließlich Mikrokopie) sowie
der Auswertung durch Datenbanken oder ähnliche Einrichtungen, vorbehalten.

Impressum:

Copyright © 2009 GRIN Verlag, Open Publishing GmbH
Druck und Bindung: Books on Demand GmbH, Norderstedt Germany
ISBN: 9783640504299

Dieses Buch bei GRIN:

http://www.grin.com/de/e-book/141296/arzt-patient-beziehung-in-der-homoeopa-
thischen-praxis

Arnold Tokalic

Arzt-Patient-Beziehung in der homöopathischen Praxis

Untersuchung anhand des Theoriegebäudes der klassischen Homöopathie und den damit verbundenen Differenzen zur klassischen Arzt-Patient-Interaktion

GRIN Verlag

GRIN - Your knowledge has value

Der GRIN Verlag publiziert seit 1998 wissenschaftliche Arbeiten von Studenten, Hochschullehrern und anderen Akademikern als eBook und gedrucktes Buch. Die Verlagswebsite www.grin.com ist die ideale Plattform zur Veröffentlichung von Hausarbeiten, Abschlussarbeiten, wissenschaftlichen Aufsätzen, Dissertationen und Fachbüchern.

Besuchen Sie uns im Internet:

http://www.grin.com/

http://www.facebook.com/grincom

http://www.twitter.com/grin_com

Arnold Tokalic B.A.

Die Arzt-Patient-Beziehung in der homöopathischen Praxis

Untersuchung anhand des Theoriegebäudes der klassischen Homöopathie und den damit verbundenen Differenzen zur schulmedizinischen Arzt-Patient-Interaktion

Diese Arbeit wurde im März 2009 im Seminar

«Klassiker und aktuelle Perspektiven der Medizin- und Gesunheitssoziologie»

des Fachbereichs 11, Human- und Gesundheitswissenschaften,

Public Health M.A. der Universität Bremen eingereicht.

Abkürzungsverzeichnis

BIP	=	Bruttoinlandsprodukt
DMP	=	Disease Management Programm
DRG	=	Diagnosis Related Groups
DZVhÄ	=	Deutscher Zentralverein homöopathischer Ärzte
EBM	=	Evidence-Based-Medicine
Morbi-RSA	=	Morbiditätsorientierter Risikostrukturausgleich
GKV	=	Gesetzliche Krankenversicherung

Inhaltsverzeichnis

1 Einleitung   **4**

2 Klassische Homöopathie   **7**

3 Arzt-Patient-Beziehung in der schulmedizinischen Praxis   **11**

     3.1   Asymmetrische Beziehung 13

     3.2   Wandel in der schulmedizinischen Arzt-Patient-Beziehung 14

4 Die Arzt-Patient-Beziehung in der klassischen Homöopathie   **18**

     4.1   Die homöopathische Anamnese 21

     4.2   Wirkungen der homöopathischen Arzt-Patient-Beziehung 24

5 Schluss   **29**

Literaturverzeichnis   **31**

1 Einleitung

Kapitel 1. Einleitung

Nach dem jahrzehntelangen peripheren Schattendasein neben der etablierten Schulmedizin, ist die klassische Homöopathie herausgetreten und hat einige Popularität gewonnen. Seit den 70er Jahren des vergangenen Jahrhunderts ist eine verstärkte Nachfrage nach komplementärmedizinischen Verfahren zu beobachten (vgl. Schmacke 2005: S. 171). Dabei spielt die Homöopathie eine besondere Rolle. Sie gehört zu den am häufigsten verwendeten Heilverfahren neben der Schulmedizin. Rund 75% der niedergelassenen Ärzte in Deutschland verschreiben zumindest gelegentlich homöopathische Mittel (vgl. Langbein et al. 2004: S. 1019). Mit dem gegenüber der Schulmedizin konkurrierenden Popularitätsgewinn als eine der bedeutsamsten komplementärmedizinischen Verfahren sind zugleich sowohl einzelne Heilverfahren, als auch die fachliche Kompetenz und Reputation der klassischen Homöopathie mehr oder weniger heftig umstritten worden. Die Gründe für die Ablehnung liegen vor allem in der Anwendung hochverdünnter Mittel, die rein rechnerisch gesehen nur noch aus destilliertem Wasser, Ethylalkohol und, je nach Darreichungsform, noch aus Milchzucker bestehen und sich chemisch gesehen nicht von einem Placebo unterscheiden[1] (vgl. Langbein et al. 2004: S. 1028).

Trotz dieser Tatsache haben bei einer Umfrage von TNS Healthcare GmbH (ehemals EMNID) 70% der Befragten (n=1.004) angegeben, eine spürbare Linderung durch homöopathische Mittel bemerkt zu haben, während eines grippalen Infektes (vgl. DZVhÄ 2008: S. 11). Als Gründe für die Wirksamkeit werden aus schulmedizinischer Sicht jedoch nicht irgendwelche, bis jetzt noch nicht messbaren, chemischen oder physikalischen Prozesse gesehen, sondern die intensive Arzt-Patient-Beziehung in der klassischen Homöopathie (vgl. Langbein et al. 2004: S. 1028).

Doch statt dass gerade diese, als intensive Arzt-Patient-Beziehung bezeichnete Interaktion zwischen Arzt und Patient in der klassischen Homöopathie, Gegenstand weiterer Untersuchungen ist und Differenzen zu der Schulmedizin analysiert werden, dreht sich die Diskussion im Wesentlichen um die Wirksamkeit der hochverdünnten homöopathischen Mittel.

Große Wellen in dieser Debatte schlug die von Matthias Egger et al. (2005) im Lancet publizierte Meta-Analyse, die trotz einiger methodischer und wissenschaftlicher

---

[1] *„Der Fachbereich Humanmedizin der Philipps-Universität Marburg verwirft die Homöopathie als eine Irrlehre. [...] Nach dieser Logik müssten unsere Medizinstudenten auch in folgenden Gegenständen unterrichtet und geprüft werden: Irisdiagnostik; Reinkarnationstherapie; astrologische Gesundheitsberatung (Bedeutung der Sternzeichen für die Neigung zu bestimmten Krankheiten)"* (Happle 1992).

Mängel mit dem Titel „Are the clinical effects of homoeopathy placebo effects?"das Ende der Homöopathie einläuten sollte.

Selbst in Diskussionen unter homöopathisch tätigen Ärzten und Heilpraktikern dreht sich das meiste um den Wirkungsnachweis und um Erklärungsmodelle der Wirkung homöopathischer Mittel.

Scheinbar wird in der Diskussion die intensive Arzt-Patient-Beziehung als Vorwurf behandelt und mit dem Begriff des Placeboeffektes gleichgesetzt. „Und Placebo wird immer mit «frommen Betrug»verwechselt, mit der Traubenzuckerpille, die man einem nörgelnden Patienten verabreicht, um ihn zu beruhigen. Dabei lebt [auch] die [etablierte] Medizin immer auch von den versteckten therapeutischen Effekten, die der eingesetzten Behandlung selber nicht direkt zuzuschreiben sind, und vor allem von dem Vertrauen des Patienten zum Behandler" (Schmacke 2005: S. 103).

Ziel dieser wissenschaftlichen Arbeit ist deshalb der Versuch, die Analyse der Arzt-Patient-Beziehung in der homöopathischen Praxis anhand des Theoriegebäudes der klassischen Homöopathie durchzuführen und die damit verbundenen Differenzen zur Schulmedizinischen auszuarbeiten. Anzumerken ist, dass diese Arbeit ihr Hauptaugenmerk ausschließlich auf die von Hahnemann formulierte klassische Homöopathie richtet. Zwar haben sich mittlerweile unterschiedliche Strömungen in der Homöopathie entwickelt, jedoch sind diese in ihrer theoretischen Auslegung so unterschiedlich von der ursprünglichen Methode, sodass die Ausarbeitung jeder dieser einzelnen Strömungen den vorgegebenen Rahmen dieser Arbeit bei Weitem übertreffen würde. Durch die Setzung dieses Schwerpunktes werden die Fragen der Wirksamkeit von Hochpotenzen und der Miasmenlehre nicht näher erläutert.

2 Klassische Homöopathie

Kapitel 2. Klassische Homöopathie

Die Geburtsstunde der Homöopathie fällt mit dem Namen Christian Friedrich Samuel Hahnemann (1755-1843) zusammen, der Ende des 18. Jahrhunderts die klassische Homöopathie entwickelte und sie bis zu seinem Tod im Jahre 1843 ständig weiter entwickelte (vgl. Braun 2002: S. 14-28).

Das wohl wichtigste, von ihm verfasste Werk, ist das Organon der Heilkunst, was erstmals im Jahre 1810 erschienen ist. Die sechste Auflage verfasste Hahnemann zwar im Jahre 1842, jedoch ist diese erst nach seinem Tod im Jahre 1921 von Haehl publiziert worden. In 291 Paragraphen werden in diesem Werk Regeln, Prinzipien und Anwendungshinweise dieses Heilverfahrens beschrieben. Es zählt bis heute zu den wichtigsten Grundlagenwerken der klassischen Homöopathie (vgl. Braun 2002: S. 21-28).

Das wichtigste Grundprinzip dieses Heilverfahrens basiert auf dem Grundsatz „similia similibus currentur" (Hahnemann 1999: S. 64), was bedeutet, dass Ähnliches mit Ähnlichem geheilt wird und in anderen Worten: „Ein Mittel, das beim gesunden Menschen bestimmte Zeichen und Symptome hervorruft, heilt genau diese Zeichen und Symptome beim Kranken" (Vithoulkas 1999: S. 30).

Damit soll der Wirkstoff der giftigen Tollkirsche (Belladonna), der bei unverdünnter Einnahme hohes Fieber, geweitete Pupillen, plötzliche Atemnot usw. auslöst (vgl. Phatak 1999: S. 140 ff.), nach homöopathischer Zubereitung diese Symptome bei einem Kranken heilen. Dieses Prinzip ist für das Heilverfahren so fundamental, dass es sich im Namen der Homöopathie wiederspiegelt, der aus dem Griechischen übersetzt soviel wie «dem Leiden ähnlich»bedeutet (vgl. Braun 2002: S. 21).

Verwechselt werden darf der Begriff Homöopathie jedoch nicht mit der Aussage, dass «Gleiches mit Gleichem»geheilt wird. Ernst Habermann (Universität Gießen), Professor für Pharmakologie, nahm jüngst eine Dosis Chinin während einer Vorlesung, um Hahnemanns Chinarindenversuch[2] nachzuahmen. Da sich bei ihm kein Fieber einstellte, machte er die Schlussfolgerung, dass das Grundlagengebäude der Homöopathie auf einem Irrtum beruht (vgl. Langbein et al. 2004: S. 1021 f.).

Chinarinde ist ein altbekanntes Mittel gegen Malaria und zu den Symptomen hiervon zählen unter anderem auch Fieber. Dabei hat dieser Professor nicht beachtet, dass Hahnemann selbst in dem Bericht über seinen Selbstversuch schreibt, dass

---

[2]Hahnemanns Selbstversuch mit Chinarinde (1790) wird oft als Geburtsstunde der Homöopathie bezeichnet. Zwar war ihm das Ähnlichkeitsprinzip bereits vorher bekannt, jedoch ist dieses und kein anderes Erlebnis als so prägend zu sehen, dass ihn so entscheidend motiviert hatte, ein eigenständiges Medizinsystem zu entwickeln (vgl. Braun 2002: S. 18).

Kapitel 2. Klassische Homöopathie

sich zahlreiche charakteristische Symptome der Malaria eingestellt haben, jedoch ohne Fieber[3]. Außerdem ist anzumerken, dass Hahnemann über mehrere Tage hinweg Chinarinde einnahm. Dieser kleine Unterschied zwischen dem Verständnis von «Gleiches mit Gleichem»und «Ähnliches mit Ähnlichem»ist aber für die homöopathische Anamnese von großer Bedeutung. Die Aussage *„similia similibus currentur"* (Hahnemann 1999: S. 64) sagt aus, dass keines der schätzungsweise 3.000 verschiedenen homöopathischen Mittel die Symptomatik 100%ig deckt (vgl. Hahnemann 1999: S. 209). Daher wird in einer sehr zeitintensiven Erstanamnese versucht, dasjenige Mittel zu finden, welches die Symptomatik am ehesten deckt. Die verschiedenen verfügbaren homöopathischen Mittel werden nur einzeln verwendet, und erst, wenn sich das Krankheitsbild so verändert hat, dass es nicht mehr zu der Symptomatik des verwendeten Mittels passt, gewechselt (vgl. Vithoulkas 1993: S. 230 f.).

Ein weiteres charakteristisches Merkmal der klassischen Homöopathie ist, dass die verwendeten Mittel meist hochverdünnt sind. Dabei werden sie schrittweise verdünnt und verschüttet. Dieser Vorgang wird als Potenzierung bezeichnet.

Eine Belladonna D3 Potenz[4] wird beispielsweise auf folgende Art und Weise hergestellt[5]:

---

[3] *„Ich nahm des Versuchs halber etliche Tage zweimal täglich jedesmal vier Quentchen gute China ein; die Füße, die Fingerspitzen usw. wurden mir erst kalt, ich ward matt und schläfrig, dann fing mir das Herz an zu klopfen, mein Puls ward hart und geschwind, eine unleidliche Ängstlichkeit, ein Zittern (aber ohne Schaudern), eine Abgeschlagenheit durch alle Glieder, dann Klopfen im Kopfe, Röte der Wangen, Durst, kurz alle mir sonst beim Wechselfieber gewöhnlichen Symptome erschienen nacheinander, **doch ohne eigentlichen Fieberschauer**. Mit kurzem: auch die mir bei Wechselfieber gewöhnlichen besonders charakteristischen Symptome, die Stumpfheit der Sinne, die Art von Steifigkeit in allen Gelenken, besonders aber die taube, widrige Empfindung, welche in dem Periostium über allen Knochen des ganzen Körpers ihren Sitz zu haben scheint - alle erschienen. Dieser Paraxysmus dauerte zwei bis drei Stunden jedesmal und erneuerte sich, wenn ich diese Gabe wiederholte, sonst nicht"* (Fritsche 1982: S. 52).

[4] Hahnemann selbst hat nie D Potenzen verwendet. Sie sind aber für die schematische Darstellung anschaulicher, da mit kleineren Zahlen gearbeitet wird.

[5] Die ersten drei Potenzen werden in der klassischen Homöopathie in der Regel durch Verreibung hergestellt (weshalb sie auch manchmal als C3 Homöopathie bezeichnet wird). Diese Ursubstanz wird auf Milchzucker in einem bestimmten Verhältnis aufgetragen und miteinander verrieben, für diese Herstellung bis zur 3. Potenz dauert der Prozess rund drei Stunden (vgl. Hahnemann 1999: S. 282-288 und vgl. Vithoulkas 1993: S. 169). Der Einfachheit halber wird hier hauptsächlich erklärt, wie es bei den höheren Potenzen hergestellt wird.

Kapitel 2. Klassische Homöopathie

1 ml Belladonna-Urtinktur wird mit 9 ml Lösungsmittel[6] versetzt und die entstandene Tinktur mit 100 kräftigen Schüttelschlägen vermischt. Von dieser 10%igen Lösung wird 1 ml entnommen und das wiederum mit 9 ml Ethyl-Alkohollösung versetzt und erneut 100-mal kräftig geschüttelt. Dieser Vorgang wird noch einmal wiederholt. Bei einer C Potenz wird das Ganze mit 99 ml Wasser versetzt. Die Anzahl der Schüttelschläge bleibt unverändert (vgl. Vithoulkas 1993: S. 172 ff.).

Schematisch lassen sich die unterschiedlichen Potenzen folgendermaßen darstellen:

Potenzstufe	Anteil der Urtinktur zur Gesamtteilchenzahl	Bemerkung
D1	1:10	100 Verschüttelungen einer 10%igen Lösung
C1	1:100	100 Verschüttelungen einer 1%igen Lösung
Q1	1:50.000	100 Verschüttelungen einer 0,002%igen Lösung[7]
D10	$1:10^{10}$	10x100 Verschüttelungen und 10 Verdünnungsschritte
D100	$1:10^{100}$	100x100 Verschüttelungen und 100 Verdünnungsschritte
C30	$1:100^{30}$	30x100 Verdünnungsschritte und 30 Verschüttungsschritte

Ab einer Potenzstufe von C12 (bzw. D23 und Q5) ist die Avogadro'sche Konstante unterschritten und rein rechnerisch dürfte kein Molekül der Ursprungssubstanz vorhanden sein (vgl. Braun 2002: S. 53-38). Aus chemischer bzw. pharmakologischer Sicht dürfte sich ab dieser Potenz kein Unterschied zum Placebo feststellen lassen (vgl. Langbein et al. 2004: S. 1028).

Die homöopathischen Mittel werden in verschiedenen Darreichungsformen verwendet. Neben Tabletten, Ampullen und Triturationen (Verreibung), werden vor allem Tropfen und Globuli (Streukügelchen) verwendet (vgl. Braun 2002: S. 60).

Für die Herstellung von homöopathischen Mitteln kommen sowohl tierische Substanzen, wie Lachesis (ein Schlangengift), und pflanzliche, wie Nux vomica (eine Nussart), aber auch rein mineralische Substanzen, wie Eisen, Quecksilber und chemische Erzeugnisse, wie Causticum (Ätzkalk), zum Einsatz (vgl. Vithoulkas 1993: S. 165 ff.). Da auch chemische Erzeugnisse als Ursprungssubstanz verwendet werden, lässt sich die klassische Homöopathie nicht unter die Kategorie der naturheilkundlichen Heilverfahren einordnen.

---

[6]Es handelt sich genauer gesagt um mehrfach destilliertes Wasser, das mit Ethylalkohol versetzt wurde, um die Haltbarkeit des Mittels zu erhöhen (vgl. Vithoulkas 1993: S. 171 f.).

[7]Dieses Verdünnungsverhältnis gilt streng genommen nicht für die erste Q Potenz, sondern für die nachfolgenden Potenzstufen. Näheres hierzu im §270 des Organons der Heilkunst (vgl. Hahnemann 1999: S. 282-288).

3 Arzt-Patient-Beziehung in der schulmedizinischen Praxis

Kapitel 3. Arzt-Patient-Beziehung in der schulmedizinischen Praxis

Für die Medizinsoziologie ist die Arzt-Patient-Beziehung ein wichtiges Feld und dieses Fach leistete mitunter einen großen Beitrag bei der Analyse dieses Verhältnisses (vgl. Krones & Richter 2008: S. 818). Nicht nur für die Medizinsoziologie ist diese Interaktion ein wichtiges Thema, sie ist sogar wesentlicher Bestandteil der allgemeinmedizinischen Arbeit (vgl. Kruse 2005: S. 6).

„Wenn ein Patient den Arzt aufsucht, weil er krank ist und darunter leidet, dann kommt er mit einer ganz bestimmten Erwartung: Der Arzt soll feststellen, um welche Krankheit es sich handelt; er soll die richtige Diagnose stellen. Im zweiten Akt soll er so in das Krankheitsgeschehen eingreifen, dass die Krankheit geheilt oder das Leiden wenigstens gelindert wird. Der Arzt seinerseits steht dem Patienten als derjenige gegenüber, der die normalen und die pathologischen Lebensprozesse kennt. Er soll den Patienten so untersuchen, dass er möglichst zuverlässig zu einer Diagnose kommt. Aufgrund der Diagnose soll er dem Patienten eine geeignete Therapie vorschlagen und ihn darüber informieren, welche Chancen zur Gesundung bestehen oder welchen Verlauf die Krankheit wahrscheinlich nehmen wird (Prognose)" (Rager 1994: S. 17).

In der Begegnung von Arzt und Patient spielen aber auch Angst und Unsicherheit für beide Seiten eine wichtige Rolle. Dieses affektive Problem der Arzt-Patient-Beziehung zeichnet sich auf der Patientenseite vor allem durch die Fragen aus, ob der richtige Arzt gefunden wurde, ob der Arzt in der Lage ist, die richtige Erkrankung zu diagnostizieren und, ob ihm geholfen werden kann. Der Arzt stellt sich bewusst oder unbewusst die Fragen, warum gerade der Patient jetzt zu ihm kommt, ob er das Wesen der Erkrankung erfasst und, ob er dem Patienten helfen kann (vgl. Uexküll & Wesiack 1998: S. 13 f.).

Vorrübergehend hat der Patient es mit seiner Angst leichter als der Arzt, weil er seine Unsicherheit an den Arzt delegiert. *„Als Bezugspunkte seiner Unsicherheit bleiben dem Arzt nur die «Wissenschaft» und seine Erfahrung. Das heißt aber, dass er gezwungen ist mit Modellvorstellungen zu arbeiten - oder schärfer ausgedrückt - mit Vor-Urteilen zu arbeiten, die er übernommen und erlernt oder sich im Laufe seines Lebens gebildet hat"* (Uexküll & Wesiack 1998: S. 14).

Eine der wichtigsten Modellvorstellungen mit der der Schulmediziner arbeitet, bezieht sich auf den Krankheitsbegriff selbst, welches in hohem Maße das ärztliche Gespräch, die Diagnostik und Therapie geprägt hat. In diesem Verständnis *„... wird Krankheit dadurch definiert, dass Strukturen, Lebensvorgänge, ihre Re-*

Kapitel 3. Arzt-Patient-Beziehung in der schulmedizinischen Praxis

gulationen und ihre Anpassung von einer statistisch definierten «Norm, die den Menschen inhärend ist»abweichen und die Abweichungen[8] *für den Betroffenen ein Risiko darstellen"* (Gerok et al. 2000: S. 2 f.). Dieses Verständnis von Krankheit beruht auf einer Vorstellung, in der sich die einzelnen Kriterien klar beschreiben lassen und teilweise sogar messbar und damit oft auch objektiv sind, da sie hinsichtlich ihrer Richtigkeit von verschiedenen Personen überprüft werden können (vgl. Gerok et al. 2000: S. 3).

Dieses Krankheitsverständnis führt jedoch schon gleich zu Beginn, bei der Begegnung von Arzt und Patient, zu einer Problematisierung dieses Verhältnisses, denn wird Krankheit als Abweichung von der Norm verstanden, zählen in erster Linie die objektiven Symptome und der Befund. Für den Patienten jedoch stehen das Befinden und Empfinden im Mittelpunkt des Erlebens (vgl. Jipp & Anschütz 2003: S. 9 f.).

Diese unterschiedliche Gewichtung der Beschwerden führt dazu, dass der Befragungseifer der Ärzte überwiegt, statt dem Patienten zuzuhören und durch den medizinisch-technischen Fortschritt tritt in der schulmedizinischen Praxis der persönliche Dialog zwischen Arzt und Patient immer weiter in den Hintergrund, denn der Trend geht immer mehr zur technischen Perfektionierung, sodass auch in den Arztpraxen versucht wird, mit Fragebögen und Computern das ärztliche Gespräch zu ersetzen (vgl. Mattern 2005: S. 9).

3.1 Asymmetrische Beziehung

Aus medizinsoziologischer Sicht ist die Arzt-Patient-Beziehung eine strukturell asymmetrische soziale Beziehung. Der Patient als Hilfesuchender begibt sich in die Hände eines Arztes. Die, in der Regel, unterschiedliche Wissensverteilung führt dazu, dass der Arzt die Rolle des Experten einnimmt und der Patient die Rolle des Laien. Die aus dieser Wissensasymmetrie resultierenden Informations- und Handlungsmöglichkeiten geben dem Arzt **Expertenmacht** (vgl. Siegrist 2005: S. 251).

Dadurch, dass der Arzt die Diagnose stellt, Krankschreibungen ausstellt, das Behandlungsrecht besitzt, usw., obliegt ihm die **Definitionsmacht**, während der Pa-

---

[8]Hier ist aber zu erwähnen und die Frage zu stellen, was als Norm angesehen wird? Denn die Abweichung von der Norm muss bestimmt werden, was in der Regel statistisch festgelegt wird. Die Gefahr besteht, dass auch natürliche Prozesse der Schwangerschaft und des Alterns pathologisiert werden.

Kapitel 3. Arzt-Patient-Beziehung in der schulmedizinischen Praxis

tient als Hilfesuchender lediglich die Verpflichtung hat, einen Arzt in Anspruch zu nehmen (um sich beispielsweise krank schreiben zu lassen) und die ärztlichen Anordnungen zu befolgen. Der Mediziner steuert auch den Beginn, die Dauer, den Verlauf und das Ende des Kontakts (**Steuerungsmacht**) und besitzt das Recht auf Initiativen, Unterbrechungen usw. (vgl. Siegrist 2005: S. 251). *„Steuerungsmacht schließt auch das Aussprechen von Sanktionen (Sanktionsmacht) sowie das Gewähren oder Vorbehalten besonderer Vergünstigungen (z.B. zeitlicher Aufwand pro Patient) mit ein"* (ebd. S. 251).

Die Asymmetrie zwischen Arzt und Patient wird durch organisatorisch-institutionelle Rahmen beeinflusst. Diese können dieses Ungleichgewicht abschwächen oder sogar verschärfen. In der ambulanten Versorgung hat der Patient mehr Wahlfreiheit als im Krankenhaus. Außerhalb der stationären Versorgung hat der Patient eher die Möglichkeit den behandelnden Arzt zu wechseln und damit auch die Behandlung abzubrechen. Die Einflussnahme des Patienten auf die Steuerungsmacht des Arztes ist umso größer, je größer die Konkurrenz um einen bestimmten Stamm von Patienten ist (vgl. ebd. S. 251).

3.2 Wandel in der schulmedizinischen Arzt-Patient-Beziehung

Die Gesundheitssysteme der westlichen Industrieländer unterliegen derzeit einem grundlegenden Wandel. Nach außen wird dieser Wandel durch immer neuere Gesundheitsinitiativen und Reformen sichtbar (Gesundheitsfonds, DMPs, Managed Care, Morbi-RSA, DRGs, ...). Dieser Wandel wird vor allem durch eine zunehmende Ökonomisierung bestimmt, was durch die Privatisierung von Kliniken oder den Verkauf an große Klinikketten sichtbar ist, aber auch an der Veränderung der Rolle des Arztes als „Dienstleister"und des Patienten als „Kunden"(vgl. Rogler 2008: S. 69).

Die Auswirkungen der Ökonomisierung zeigen sich weniger an den typischen ethischen Konflikten zwischen der Medizin (wie Intensivmedizin und den schwierigen individuellen Entscheidungen am Lebensende), vielmehr wird die Arzt-Patient-Beziehung beeinflusst und verändert (vgl. Rogler 2008: S. 70). Als Gründe für die Ökonomisierung sind vor allem der demographische Wandel, der Wandel des Krankheitspanoramas und die Kostenentwicklung im Gesundheitswesen zu sehen.

Kapitel 3. Arzt-Patient-Beziehung in der schulmedizinischen Praxis

Die Lebenserwartung hat sich im vergangenen Jahrhundert gravierend verändert.
Während im Jahr 1872 die durchschnittliche Lebenserwartung bei 35,6 Jahren für
männliche und 38,5 Jahren für weibliche Neugeborene lag, ist sie im Jahr 2000
auf 74,0 Jahre (Männer) und 80,3 Jahre (Frauen) gestiegen. Das bedeutet, dass
innerhalb von 128 Jahren die Lebenserwartung bei beiden Geschlechtern um mehr
als 30 Jahre angestiegen ist (vgl. Kolip 2002: S. 8 f.). Mit steigender Lebenserwartung
geht auch eine Veränderung der Altersstruktur in der Bevölkerung einher. So lag der
Bevölkerungsanteil der über 65jährigen im Jahre 1871 bei 4,6% und ist bis zum Jahre
2000 auf 16,2% gestiegen (vgl. Schwartz & Walter 2003: S. 164).

Der Wandel des Krankheitspanoramas zeigt sich mitunter an der sinkenden Mortalität von Infektionskrankheiten wie Tuberkulose, Typhus, Cholera, etc., die im
Jahre 1900 noch bei 10,2% lag und bis zum Jahr 1998 auf 0,9% gesunken ist. Da-
gegen ist die Mortalität bei chronischen Krankheiten angestiegen. Kreislaufkrank-
heiten (48,5% aller Todesfälle) und Krebserkrankungen (24,7%) stellen heute die
Haupttodesursache dar (vgl. Kolip 2002: S. 9).

Die chronischen Erkrankungen sind häufig degenerativ und können nicht geheilt, sondern lediglich gelindert werden, was zu dauerhaften Gesundheitsausgaben
führt und nicht zu einmaligen bzw. kurzfristigen, wie bei Infektionskrankheiten. Die
Veränderung der Altersstruktur bewirkt mitunter, dass immer weniger Personen in
die Gesetzliche Krankenverischerung (GKV) einzahlen, aber durch die Alterung der
Gesellschaft immer mehr die Leistungen der GKV in Anspruch nehmen müssen.
Zwar handelt es sich nicht um eine Kostenexplosion, wie in vielen Medien berichtet
wird, sondern steigert in erster Linie den Handlungsdruck in der Gesundheitspolitik.
Verschärft wird die Situation vor allem durch die strukturelle Einnahmeschwäche der
GKV. Gemessen am Bruttoinlandsprodukt (BIP) ist der Anstieg der Gesundheitsausgaben recht gering, jedoch ist seit der, in den 70er Jahren, gestiegenen Arbeitslosigkeit die Zahl der Beitragszahler rückläufig (vgl. Kolip 2002: S. 11 f.). Die in den
letzten Jahren gesunkene Arbeitslosigkeit hat die Situation nicht entschärft. Viele
der bestehenden sozialversicherungspflichtigen Arbeitsverhältnisse wurden in Mini-
und Midi-Jobs umgewandelt, die nicht sozialversicherungspflichtig sind und zahlreiche neu geschaffene Arbeitsverhältnisse fallen in die gleiche Kategorie der Mini-
und Midi-Jobs. Diese Beschäftigungsverhältnisse leisten keinen bzw. nur einen zu
geringen Beitrag bei der Finanzierung der GKV (vgl. Hajen et al. 2006: S. 96).

Obwohl die Finanzierungsprobleme der GKV den Medizinern bekannt sind, wer-

Kapitel 3. Arzt-Patient-Beziehung in der schulmedizinischen Praxis

den viele Ressourcen verschwendet. Schätzungsweise bis zu 70% der von Ärzten erbrachten Leistungen sollen nicht wissenschaftlich belegt sein bzw. diese medizinische Versorgung entspricht nicht dem aktuellen Kenntnisstand der Medizin. Die Folge ist, dass Behandlungsergebnisse nur suboptimal sind (vgl. Rosenbrock & Gerlinger 2006: S. 248).

Um diesem Missverhältnis entgegen zu wirken, soll vor allem das von David L. Sackett entwickelte Konzept der Evidence-Based-Medicine (EBM) dienen, in dem sich die Patientenversorgung auf den jeweils besten wissenschaftlichen Nachweis stützt (vgl. Brand & Brand 2002: S. 119).

Der Begriff EBM dient jedoch mittlerweile nicht nur für die Suche nach der besten Therapie für den individuellen Patient, sondern wird immer mehr „...in Diskussionen um Ressourcen-Allokation gebraucht; es geht hier um die Frage, für welche Therapie ausreichend publizierte Daten in der Literatur aus randomisierten, kontrollierten Studien vorhanden sind, um eine Finanzierung und Kostenübernahme der Therapie zu gewährleisten. Damit wird der Bereich der EBM aus der individuellen Therapie abgekoppelt und wirkt sich dann indirekt über Strukturmaßnahmen [...] unmittelbar auf die Versorgung des Patienten aus. Dabei spielen dann individuelle Wünsche, Vorstellungen, physiologische Gegebenheiten, individuelle Krankheitsausprägungen gerade keine Rolle mehr. Vielmehr werden Entscheidungen auf der Basis statistischer Wahrscheinlichkeiten (die im Grunde nur für die jeweiligen Studienpopulationen gültig sind) getroffen" (Rogler 2008: S. 73 f.). Damit werden zunehmend die Handlungsfreiheit und die Therapiemethoden der Ärzte eingeschränkt oder aus dem Leistungskatalog gestrichen, weil sie bis jetzt nicht ausreichend wissenschaftlich belegt sind.

Durch Normierung von Leistungen soll zusätzlich die Effektivität und Wirtschaftlichkeit gesteigert werden, wie z.B. mit den diagnosebezogenen Fallpauschalen, womit auch ärztliche Leistungen überprüfbar werden. Jedoch gibt es eine Reihe von ärztlichen Leistungen, die sich nicht überprüfen lassen. Dazu zählen das ärztliche Gespräch mit dem Patienten, das Aufbauen einer Vertrauensbasis, die (emotionale) Begleitung und Betreuung chronisch Kranker, sowie das Mut machen während einer Erkrankung. Die zweifellos zentralen Elemente ärztlichen Handelns fallen zunehmend aus den Vergütungskatalogen ärztlicher Leistungen heraus. Dadurch, dass sich diese Leistungen nicht überprüfen lassen, kommt es zu einer Überbewertung von apparativen Untersuchungsmethoden (Laboranalyse, Röntgen, etc.) im Vergleich zu

Kapitel 3. Arzt-Patient-Beziehung in der schulmedizinischen Praxis

den „mündlichen"ärztlichen Leistungen (vgl. Rogler 2008: S. 73). *„Die Qualität des direkten Arzt-Patienten-Kontakts beruht ja gerade darauf, dass nicht alle Informationen nach außen zugänglich gemacht werden; wie sollte sonst wirkliches Vertrauen entstehen? Dieser Mangel an Öffentlichkeit und damit Überprüfbarkeit wirkt sich im wandelnden Gesundheitssystem als gravierender Nachteil aus"* (ebd. S. 73).

Durch diesen Wandel werden weitere Anreize geschaffen, um das Arzt-Patient-Gespräch so weit wie möglich zu verkürzen und, statt dem Patienten aufmerksam zuzuhören, immer weitere Untersuchungen durchzuführen.

4 Die Arzt-Patient-Beziehung in der klassischen Homöopathie

Kapitel 4. Die Arzt-Patient-Beziehung in der klassischen Homöopathie

Die seit den siebziger Jahren zunehmende Nachfrage nach komplementären Heilverfahren spiegelt reale Patientenbedürfnisse wider, die durch die Schulmedizin nicht gedeckt werden (vgl. Schmacke 2005: S. 171). Hier sind vor allem das Krankheitsverständnis der Medizin und die Wandlungsprozesse in der schulmedizinischen Arzt-Patient-Beziehung als Motoren für die steigende Nachfrage zu sehen. Wird Krankheit als Abweichen von der Norm verstanden (vgl. Gerok et al. 2000: S. 2 f.), führt das unweigerlich zu einer probabilisierten Medizin. Die Probabilisierung der Medizin bedeutet eine Betrachtung des Eintreffens von Wahrscheinlichkeiten und das wiederum, dass der Patient immer mehr als ein Fall betrachtet wird. Es droht, dass der Patient immer mehr zu einer Variablen wird, wodurch das Individuum verloren geht (vgl. Rager 1994: S. 49 f.).

Neben der Identifikation von Abweichungen ist die Differentialdiagnose, d.h. die Abgrenzung von anderen Erkrankungen mit zum Teil ähnlichen Symptomen, ein wichtiges Element der Schulmedizin. Objektive Befunde stehen dadurch im Mittelpunkt des ärztlichen Interesses und nicht das Befinden und Empfinden des Patienten (vgl. Jipp & Anschütz 2003: S. 9 f.). Dadurch überwiegt der Befragungsseifer und nicht das aufmerksame Zuhören (vgl. Mattern 2005: S. 9). Zusätzlich führt die immer weiter gehende Spezialisierung in der Medizin zu Veränderungen der Arzt-Patient-Beziehung. Der Hilfesuchende kommt in der Regel zuerst zum Allgemeinmediziner und wird, sofern eine aufwendige Diagnose notwendig wird, zu weiteren Spezialisten überwiesen. Der Patient muss also mehrere Stationen durchlaufen und kommt mit mehreren Ärzten in einen nur oberflächlichen Kontakt und verliert so die Bindung zu dem eigentlich behandelnden Arzt (vgl. Rager 1994: S. 48).

Gerade diese mangelnde persönliche Zuwendung des Arztes lässt zahlreiche Patienten nach Alternativen suchen (vgl. Schmacke 2005: S. 172 f.). *"Hiervon sind in hohem Maße chronisch Kranke betroffen, die fast alle schon Kontakt mit alternativen Therapiemethoden hatten"* (Steinwede 2000: S. 9).

Gerade bei diesem „Mangel" in der Schulmedizin scheint die klassische Homöopathie für viele kranke Menschen eine Alternative oder zumindest eine Ergänzung zu sein. Die Differenzen der homöopathischen Arzt-Patient-Beziehung zur schulmedizinischen sind auf die unterschiedlichen theoretischen Ansätze und dem damit verbundenen unterschiedlichen Verständnis von Krankheit und ihrer Behandlung zurückzuführen.

In der klassischen Homöopathie wird Krankheit nicht als Abweichung von der

Kapitel 4. Die Arzt-Patient-Beziehung in der klassischen Homöopathie

Norm verstanden, sondern als eine Verstimmung der Lebenskraft (vgl. Hahnemann 1999: S. 84 f.). Die Veränderungen und Zerstörungen von Gewebe werden nur als Beziehung zum physischen Körper und nicht die Krankheit selbst. Nach diesem Verständnis gibt es keine Krankheiten, sondern lediglich kranke Menschen (vgl. Kent 2001: S. 10). Dadurch steht im ärztlichen Gespräch mit dem Patienten nicht die Diagnose einer Krankheit im Vordergrund, sondern die Erfassung des gesamten Menschen.

Leidet ein Mensch an Psoriasis (Schuppenflechte), Allergien und Asthma bronchiale, sind diese aus schulmedizinischer Sicht unterschiedliche Krankheiten, in der klassischen Homöopathie hingegen jedoch als Gesamtes gesehen und nicht einzeln therapiert, sondern alle gemeinsam behandelt, dabei wird immer nur mit einem homöopathischen Mittel behandelt, unabhängig von der Anzahl der Erkrankungen (vgl. Vithoulkas 1993: S. 230 f. und vgl. Hahnemann 1999: S. 289). Die Multimorbidität bei einem Menschen entwickelt sich nicht von heute auf morgen, sondern es ist als ein Prozess zu sehen. Dabei kann eine vorausgehende Erkrankung (z.B. Allergie) die Entwicklung der Nächsten beeinflussen. In der klassischen Homöopathie werden diese Krankheiten als eine einzige Erkrankung gesehen und die These aufgestellt, dass wenn der Krankheitszustand voranschreitet, immer wichtigere Organsysteme beeinträchtigt werden. Das bedeutet, dass sich bei dem oben genannten Patienten die Erkrankung zuerst auf der Haut zeigen müsste, dann die Allergie sichtbar werden würde, bevor sich bei weiterer Verschlimmerung die Allergie zeigt und dann nach einigen Monaten oder Jahren das Asthma bronchiale. Eine Heilung im Sinne der klassischen Homöopathie würde bedeuten, dass die zuletzt aufgetretenen Symptome zu allererst verschwinden, d.h. der Krankheitsverlauf rückwärts läuft und alte, bereits verschwundene Symptome wieder auftreten, bevor sie dann erneut, aber diesmal durch die klassische Homöopathie, verschwinden. Dies von Konstantin Hering beschriebene Phänomen ist als Hering'sche Regel bekannt geworden und spielt mitunter bei der homöopathischen Anamnese eine wichtige Rolle (vgl. Vithoulkas 1993: S. 243).

Kapitel 4. Die Arzt-Patient-Beziehung in der klassischen Homöopathie

4.1 Die homöopathische Anamnese[9]

In der klassischen Homöopathie werden die Mittel nicht krankheitsspezifisch, wie in der Schulmedizin, verschrieben, sondern nach dem, wie bereits im zweiten Kapitel erwähnten, Ähnlichkeitsgesetz (vgl. Hahnemann 1999: S. 64). Da schätzungsweise über 3.000 verschiedene homöopathische Einzelmittel existieren, aber jedoch nur ein Mittel zur gleichen Zeit verwendet werden soll, muss zur Feststellung, welches Mittel zum Einsatz kommt, ein „ausgeklügeltes Befragungssystem"verwendet werden. Dazu schrieb Hahnemann in §153 (Organon der Heilkunst) folgende Anweisung nieder, welche Symptome und Zeichen für das passende Mittel wichtig sind:

*„Bei dieser Aufsuchung eines homöopatisch specifischen Heilmittels, das ist, bei dieser Gegeneinanderhaltung des Zeichen-Inbegriffs der natürlichen Krankheit gegen die Symptomreihen der vorhandenen Arzneien um unter diesen eine, dem zu heilenden Uebel in Aehnlichkeit entsprechende Kunstkrankheits-Potenz zu finden, sind die **auffallendern**, **sonderlichen**, ungewöhnlichen und **eigenheitlichen** (charakteristischen) Zeichen und Symptome des Krankheitsfalles, besonders und fast einzig fest in's Auge zu fassen; denn **vorzüglich diesen, müssen sehr ähnliche, in der Symptomenreihe der gesuchten Arznei entsprechen**[10], wenn sie die passendste zur Heilung sein soll. Die allgemeinern und unbestimmtern: Eßlust-Mangel, Kopfweh, Mattigkeit, unruhiger Schlaf, Unbehaglichkeit u.s.w., verdienen in dieser Allgemeinheit und wenn die nicht näher bezeichnet sind, wenig Aufmerksamkeit, da man so etwas Allgemeines fast bei jeder Krankheit und jeder Arznei sieht"* (Hahnemann 1999: S. 207).

Aus diesem Paragraphen lässt sich schließen, dass objektive Befunde nicht ausreichen, sondern die Begleitumstände dieser Symptome entscheidend sind, d.h. Merkmale, Auffälligkeiten, die das Beschwerdebild stärker charakterisieren. Darunter fallen Empfindungen (z.B. stechender, pulsierender oder bohrender Schmerz), Modalitäten wie Zeitangaben (Dauer, Häufigkeit, wann tritt es auf, usw.), unter welchen Bedingungen sich Besserungen bzw. Verschlechterungen zeigen, ob sich Affinitäten

---

[9]Die Methodik der homöopathischen Anamnese richtet sich in erster Linie nach den von Prof. G. Vithoulkas veröffentlichten Empfehlungen.

[10]Eigene Hervorhebungen im Zitat.

21

Kapitel 4. Die Arzt-Patient-Beziehung in der klassischen Homöopathie

zu bestimmten Körperregionen zeigen (z.b. ins linke Bein ausstrahlender Schmerz) und ob sich weitere Begleitsymptome zeigen. Während des Interviews spricht der Homöopath verhältnismäßig wenig. Lediglich um einen Punkt zu klären oder um das Interview auf bestimmte Aspekte zu lenken (vgl. Vithoulkas 1993: S. 184). Statt viele Fragen zu stellen, muss der Homöopath versuchen, sich in die Lage des Patienten hineinzuversetzen, indem er aufmerksam zuhört und sich Notizen macht. Wenn der Patient berichtet, dass er in einer Menschenmenge Angst hat, so muss sich der Homöopath fragen, wie das eigentlich gemeint ist. Ist es ein Gefühl von Beklemmung oder Erstickung? Oder die Angst körperlich verletzt zu werden? Oder die Angst, nicht weggehen zu können, falls was passiert? Oder die Angst, in der Menge seine eigene Identität zu verlieren? Aus diesen Überlegungen kann der Homöopath dann Fragen formulieren, die dem Patienten die genaue Beschaffenheit klarer ins Bewusstsein bringen. Indem er sich so in ein Symptom hineinversetzt, vermittelt der Arzt dem Patienten echtes Interesse und zeigt, dass er im Stande ist, dessen innerstes Erleben und Denken zu verstehen (vgl. Vithoulkas 1993: S. 183 f.).

Gewöhnlich beginnt das Gespräch, indem der Patient über seine aktuellen Beschwerden berichtet. Dabei beginnt der Patient meist mit allgemeinen Begriffen über seine körperlichen Symptome zu berichten und sich auf Dinge zu konzentrieren, die in erster Linie einen Schulmediziner interessieren, wie Laboruntersuchungen, Diagnosen anderer Ärzte usw. Obwohl diese Aussagen dem homöopathisch tätigen Arzt nicht bei der Mittelwahl helfen, so sind sie doch wichtig, um feststellen zu können, wie schwerwiegend das gegenwärtige Leiden des Hilfesuchenden ist und wie die Prognose für die Zukunft aussehen könnte. Nachdem der Patient zu Ende geredet hat, stellt der Homöopath in der Regel die Frage «Und was noch?», womit er auch dem Patienten andeutet, dass nicht nur die körperlichen Beschwerden von Bedeutung sind und falls dem Patienten das nicht klar ist, ihn kurz darauf aufmerksam macht, dass die Gesamtheit der Symptome wichtig ist (vgl. ebd. S. 185).

Wenn sich der Patient zu seinen weiteren Symptomen geäußert hat, wird im nächsten Schritt der Bericht noch einmal mit dem Patienten durchgegangen, um die Beschaffenheit jedes einzelnen Symptoms genauer zu klären (Empfindung, Modalitäten, usw.). Anschließend erfolgt die körperliche Untersuchung, weil sie erstens zusätzlich objektive Informationen liefert und zweitens dem Patienten die Gewissheit gibt, dass sein Problem gründlich untersucht wird. Nach der körperlichen Untersu-

Kapitel 4. Die Arzt-Patient-Beziehung in der klassischen Homöopathie

chung wird die Frage gestellt, wie sich der derzeitige Krankheitszustand entwickelt hat. Hierbei ist nicht nur die Krankheitsgeschichte wichtig, sondern vor allem auch, wie die derzeitigen Symptome in ihrer Reihenfolge aufgetreten sind. Vor allem auch, wann sie zum ersten Mal bemerkt wurden und ob bedeutsame Ereignisse im Leben des Patienten ungefähr mit dem Auftreten der Symptome zusammenfallen und welche auslösenden Ursachen für die Entstehung eine Rolle gespielt haben könnten. Unter besondere Berücksichtigung fallen alle Ereignisse, die einen geistigen oder seelischen Schock beim Patienten ausgelöst haben könnten, wie Kummer, Trennungen von geliebten Menschen, größere Besitzverluste, Identitätskrisen und andere Belastungen. Zudem auch alle Erkrankungen, die sich möglicherweise nachhaltig auf die gesundheitliche Verfassung des Patienten ausgewirkt haben, wie venerische Erkrankungen, Nervenzusammenbrüche, langandauernde Infektionskrankheiten usw. Nicht zu vergessen auch alle Behandlungen, die der Patient im Laufe seines Lebens erhalten hat. Nachdem dieses Material in chronologische Reihenfolge gebracht wurde, müsste die Entwicklung der Erkrankung im Wesentlichen geklärt sein, sodass sich der Homöopath nun der, für die Homöopathie typischen, Symptomatik zuwenden kann. Dies sind häufig Lebensbereiche, die für den Patienten medizinisch oft als unwichtig gehalten werden. Diese werden trotzdem ausführlich behandelt, jedoch mit dem Fokus auf die Bereiche, die im täglichen Leben des Patienten von Bedeutung sind. Darunter fallen Fragen nach der Verträglichkeit von Temperaturen, Feuchtigkeit, Wetterveränderungen, Zugluft usw., sowie Änderungen des Wohlbefindens zu bestimmten Tages- und Nachtzeiten usw. Diese Fragen beziehen sich auch auf Themen wie das Schlafverhalten (Lage beim Schlafen, Zeiten des Aufwachens, ruhiger bzw. unruhiger Schlaf, usw.), Essverhalten (Appetit, Hunger, Verlangen nach, Abneigung gegen, Verschlimmerung durch bestimmte Lebensmittel, usw.), Sexualität (sexuellem Bedürfnis, Hemmungen und Zwänge), Funktionen einzelner Körpersysteme (endokrines System, Kreislauf, Atmungs-, Magen-Darm-, Urogenitalsystem, Haut, usw. und bei Frauen zusätzlich die Menstruation), bis hin zu seelischen und geistigen Problemen. Welche dieser Bereiche im genauen betrachtet werden, ist abhängig von dem im Vorfeld erfassten Krankheitsbild des Patienten. Wichtig ist, dass die Befragung flexibel bleibt und damit der Patient einen möglichst großen Spielraum zum Ausdruck behält. Jedoch muss trotzdem bei jedem Symptom geachtet werden, dass sie konkretisiert werden, da unter vielen allgemeinen Begriffen, wie z.B. Depression, ein unterschiedliches Verständnis in der Bevölkerung vorhanden ist (vgl. ebd. S. 186 ff.).

Kapitel 4. Die Arzt-Patient-Beziehung in der klassischen Homöopathie

Um aus homöopathischer Sicht eine erfolgreiche Anamnese durchführen zu können, muss der Homöopath nicht nur aufmerksam zuhören und notieren, er muss vor allem auch vorurteils- und wertfrei an die Anamnese gehen, sonst besteht die Gefahr, dass der Patient in seinem Antwortverhalten gehemmt wird und sich nur noch so äußert, wie er glaubt, dem Arzt gefallen zu können. Genauso müssen auch Suggestivfragen vermieden werden, vielmehr muss der Patient durch Fragen angeregt werden, weiter zu erzählen. Nach Abschluss der ersten Anamnese wird, wenn der homöopathisch tätige Arzt das passende Mittel während der Fallaufnahme herausgefunden hat, dem Patienten das Mittel geben. Ansonsten muss der Homöopath erst mit Hilfe eines Repertoriums (Symptomenverzeichnis, in der unter tausenden von verschiedenen Symptomen, die Mittel verzeichnet sind, die zu diesem Symptom passen) herausfinden, welches Mittel die größtmögliche Ähnlichkeit hat und der Hilfesuchende nach der Analyse noch einmal den Arzt aufsuchen, um das Mittel zu bekommen. Nach der einmaligen Einnahme muss der Patient möglichst genau beobachten, welche Reaktionen sich nach der Einnahme zeigen. Die zweite Konsultation findet in Abhängigkeit vom Gesundheitszustand bei akuten Zuständen nach 6-24 Stunden und bei chronischen Erkrankungen nach ca. 2 Monaten statt. Die zweite Anamnese dauert deutlich kürzer. Hier werden nur beobachtete Veränderungen besprochen und überprüft, ob das gewählte Mittel gepasst hat. Wenn sich bis zur zweiten Anamnese durchgehend der Gesundheitszustand verbessert und nicht stagniert, wird das Mittel nicht wiederholt. Die zweite Gabe erfolgt erst, wenn der Gesundheitszustand stagniert. Mit steigender Potenzstufe sind die Zeitabstände der Mittelwiederholung größer. Bis das Mittel das nächste Mal eingenommen wird, können dabei zwischen wenigen Stunden und Tagen (in akuten Situationen) bis hin zu mehreren Monaten vergehen (vgl. ebd. S. 232-244).

4.2 Wirkungen der homöopathischen Arzt-Patient-Beziehung

Wird die Methodik der homöopathischen Anamnese hinsichtlich ihrer Datenerhebung untersucht, zeigen sich in der ersten Befragungsphase große Ähnlichkeiten mit dem narrativen Interview, einer von Schütze entwickelten qualitativen Methode (1976, 1977) der empirischen Sozialforschung. Eingeleitet wird das narrative Interview mit einem Erzählanstoß, der eine Stegreiferzählung auslösen soll. Im Hauptteil

Kapitel 4. Die Arzt-Patient-Beziehung in der klassischen Homöopathie

des Interviews erzählt der Interviewte eine Geschichte, die nicht durch den Interviewer unterbrochen wird (vgl. Bortz & Döring 2006: S. 316 f.).

In der homöopathischen Anamnese geschieht dies, wie bereits in Kapitel 4.1 dargestellt, indem der Patient durch eine erzählgenerierende Frage, wie «was bringt sie zu mir in die Praxis?», angeregt wird, sich zu äußern, und wenn der Patient ausgeredet hat, durch Fragen wie «was noch?»dem Patienten signalisiert wird, dass nicht nur die körperlichen Symptome relevant sind (vgl. Vithoulkas 1993: S. 185).

Diese Methode der Datengewinnung ist sehr effektiv und vom Informationsgehalt sehr groß, da während des Erzählens Zugzwänge von selbst entstehen, die nicht unmittelbar vom Interviewer bzw. Arzt ausgehen. Hier sind vor allem **Detaillierungszwang** (der Befragte stellt fest, dass ein Teil der Geschichte unvollständig ist und detaillierter dargestellt werden muss), **Gestaltschließungszwang** (bestimmte Etappen der Erzählung werden noch nicht als abgeschlossen empfunden und zu einer abgeschlossenen Geschichte vervollständigt) und der **Zwang zur Kondensierung** (der Interviewte fühlt sich aufgrund der begrenzten Zeit vor die Aufgabe gestellt, nur die wichtigsten Ereignisse und Symptome zu erzählen und als unwichtig empfundene Nebenaspekte zu kürzen oder begründet zu überspringen) zu erwähnen. Durch diese Erzählzwänge offenbart der Befragte viel mehr Informationen, als wenn direkt nachgefragt werden würde, was eher auf Widerstände, Misstrauen und Verschlossenheit stoßen könnte (vgl. Bortz & Döring 2006: S. 318).

Genauso wird in der klassischen Homöopathie vermieden, den Patienten direkt zu einer Beschwerde zu befragen, weil die Gefahr besteht, das Antwortverhalten zu beeinflussen (vgl. Hahnemann 1999: S. 164). Diese Gefahr der Verzerrung besteht insbesondere in der Arzt-Patient-Kommunikation und ist mittlerweile ein oft dokumentiertes Problem (vgl. Siegrist 2005: S. 113).

Der Zwang zur Kondensierung kann für die homöopathische Datengewinnung zu einem Problem führen, da der Patient oft Symptome als unwichtig erachtet, die für die klassische Homöopathie wichtig sind. Diese Diskrepanz wird versucht dadurch zu umgehen, indem im letzten Abschnitt der Anamnese versucht wird, durch zusätzliche Fragen, wie nach der Verträglichkeit von Wärme, auch diese Symptomatik anzusprechen (vgl. Vithoulkas 1993: S. 186 f.).

Wird die homöopathische Anamnese aus der psychologischen Perspektive betrachtet, sind gewisse Ähnlichkeiten mit der Psychoanalyse vorhanden, jedoch ist der Zweck in der Homöopathie ein ganz anderer. Die Erfassung der Symptome dient in

Kapitel 4. Die Arzt-Patient-Beziehung in der klassischen Homöopathie

der klassischen Homöopathie dazu, einen tiefen Einblick in das Wesen der Erkrankung und das Wirken des Abwehrmechanismus zu ermitteln, weil aus homöopathischer Sicht nur so das richtige Mittel gefunden werden kann. Im Gegensatz dazu arbeitet der Psychoanalytiker in analytischer Weise daran weiter, wenn er auf einen wichtigen Gedanken oder eine wichtige Erfahrung beim Patienten gestoßen ist (vgl. Vithoulkas 1993: S. 189).

Jedoch muss hier die Frage gestellt werden, ob diese Technik der Anamnese nicht trotzdem psychodynamische Einflüsse auf den Heilungsverlauf hat, auch wenn sie nicht so sehr in die Tiefe geht wie eine Psychoanalyse.

Die homöopathische Anamnese führt zu einer so intensiven Arzt-Patient-Beziehung, dass Patienten, nach der Schilderung ihrer körperlichen Symptome, auch in der Lage sind, über Gedanken, Gefühle und Ängste zu reden, da die Situation zwischen Arzt und Patient in der Regel so entspannt geworden ist. Durch die detaillierte Erhebung der Symptomatik erfährt der Patient, dass die Vollständigkeit der Symptome für die homöopathische Behandlung wichtig ist und entwickelt im Laufe der Behandlung eine immer genauere Selbstwahrnehmung und lernt seine eigene Lebensführung zu reflektieren (vgl. Vithoulkas 1999: S. 104).

Gerade diese genauere Selbstbeobachtung zeigt die hohe Bedeutung der Mitwirkung des Patienten, denn ohne seine Mithilfe ist es kaum möglich, das passende Mittel zu finden (vgl. Vithoulkas 1999: S. 104). Die Therapietreue der homöopathisch behandelten Patienten ist als höher zu werten, als bei schulmedizinisch behandelten. Die Förderung von Patienten an der Zusammenarbeit bei der Suche nach dem richtigen Mittel und damit auch am Entscheidungsprozess teilzunehmen, fördert die Compliance des Patienten. Auch durch die lange und intensive Erstanamnese bekommt der Patient das Gefühl, dass sein Leiden gründlich analysiert wird, was zusätzlich die Compliance fördert. Des Weiteren werden homöopathsiche Mittel nicht häufig eingenommen und gerade mit sinkender „Tablettenzahl"wächst die Therapietreue (vgl. Weilandt 2005: S. 7).

Der entscheidendste Aspekt der homöopathsichen Anamnese ist, dass der homöopathische Arzt dem Patienten sehr aufmerksam zuhört. *„Vor allem chronische Patienten hegen oft im tiefsten Inneren Gedanken oder Gefühle, die sie verunsichern und deren sie sich schämen. Sie glauben, diese Regungen seien für andere unzumutbar und zu schockierend, als dass sie sie jemanden anvertrauen könnten"* (Vithoulkas 1993: S. 188). Diese eingehende Betreuung könnte schon der entscheidende Schritt

Kapitel 4. Die Arzt-Patient-Beziehung in der klassischen Homöopathie

zur Besserung der Erkrankung sein (vgl. Langbein et al. 2004: S. 1028).

Die Förderung der Selbstwahrnehmung, das aufmerksame Zuhören und das damit verbundene Gefühl, verstanden zu werden, könnten Ressourcen fördern, die bei der Bewältigung chronischer Krankheiten notwendig sind.

In Studien konnte bereits ein positiver Zusammenhang zwischen aktiven Bewältigungsstrategien und einer guten psychischen Bewältigung von schweren Krankheiten, wie HIV/AIDS und Krebs, gezeigt werden. Die physische Befindlichkeit konnte demnach durch die wahrgenommene Kontrolle über die Krankheit verbessert werden (vgl. Hurrelmann 2000: S. 53).

Als unwahrscheinlich ist anzusehen, dass sich die Patienten durch die homöopathische Behandlung nur subjektiv besser fühlen, weil ihnen jemand zuhört. Gerade durch die homöopathische Anamnese und die Folgekonsultationen wird die Wahrnehmung des eigenen Körpers beim Patienten erhöht (vgl. Vithoulkas 1993: S. 180).

Die Arzt-Patient-Beziehung in der homöopathischen Praxis könnte Widerstandsressourcen im Sinne des Salutogenese-Modells stärken. Nach Antonovsky ist der Gesundheits- und Krankheitszustand eines Menschen im Wesentlichen durch seine psychologische Grundhaltung gegenüber Umwelt und seinem eigenen Leben bestimmt, was er als «Sense of Coherence» bezeichnet. Dieses Kohärenzgefühl setzt sich aus drei Komponenten zusammen. Dem Gefühl von Verstehbarkeit, dem Gefühl von Bewältigbarkeit (Überzeugung, dass Anforderungen und Herausforderungen lösbar sind) und dem Gefühl von Sinnhaftigkeit (das Ausmaß, in dem das eigene Leben als sinnvoll erachtet wird) (vgl. Hurrelmann 2003: S. 57).

Durch die homöopathische Anamnese könnte möglicherweise dieses Kohärenzgefühl positiv beeinflusst werden. Das Gefühl von Verstehbarkeit, indem Patienten das Verständnis der klassischen Homöopathie im Bezug auf Gesundheit und Krankheit vermittelt wird. Das Gefühl von Bewältigbarkeit, indem der Patient bei der Arzneimittelfindung so intensiv mit eingebunden wird und das Gefühl von Sinnhaftigkeit gestärkt werden könnte, indem die Wahrnehmung des Patienten auf seinen eigenen Körper geschärft wird und durch das Interview die Möglichkeit zur Selbstreflexion gegeben wird.

Die zahlreichen dokumentierten Heilungen[11] in der klassischen Homöopathie könnten teilweise auch das Ergebnis lerntheoretischer Prozesse sein, indem im Sinne der

---

[11]Die Anzahl der Publikationen zu Verlaufsbeobachtungen von homöopathisch behandelten Patienten ist mittlerweile unüberschaubar.

Kapitel 4. Die Arzt-Patient-Beziehung in der klassischen Homöopathie

klassischen Konditionierung die Kombination aus positiver Erfahrung während der ärztlichen Gespräche und die anschließende Gabe eines homöopathischen Mittels im Laufe der Folgekonsultationen dazu führt, dass nach einiger Zeit allein das homöopathische Mittel als Stimulus ausreichen könnte, um den Heilungsprozess voranschreiten zu lassen. Es bedarf jedoch zum einen noch weiterer Untersuchungen mit Methoden der empirischen Sozialforschung, um festzustellen, wie sich Patienten vor und nach so einer Anamnese fühlen und wie sich die gesamte Verfassung vor und während der homöopathischen Behandlung verändert. Außerdem bedarf es noch geeigneter Studiendesigns, um in klinischen Untersuchungen festzustellen, welchen Einfluss die Arzt-Patient-Beziehung und welchen Einfluss das homöopathische Mittel auf die Gesundheit des Patienten hat.

5 Schluss

Kapitel 5. Schluss

Die vorgelegten Ergebnisse der Arzt-Patient-Beziehung stellen einen ersten Schritt bei der Analyse dieses Themenfeldes dar und zeigen mögliche Einflüsse dieser Interaktion auf die Gesundheit des Patienten. Selbst wenn sich die Wirkung der klassischen Homöopathie ausschließlich auf die intensive Arzt-Patient-Interaktion zurückführen ließe, bedeutet das nicht, dass diese Heilkunst verworfen werden muss. Vielmehr sollte weitergehend analysiert werden, wie und inwieweit diese Interaktion zur Bewältigung chronischer Erkrankungen genutzt werden kann. Außerdem wirft das Behandlungskonzept der klassischen Homöopathie indirekt die Frage auf, wie sinnvoll überhaupt die künstliche Trennung zwischen psychischen und somatischen Krankheiten ist.

Darauf aufbauend muss untersucht werden, wie sinnvoll eine Integration des homöopathischen Anamnesekonzepts in die primärärztliche Versorgung wäre und womöglich wie sinnvoll eine intensivere psychologische Zusatzausbildung der Primärärzte wäre?

Das bedeutet, dass nicht Konfrontationen, nicht konkurrierender Kampf um den Patienten, nicht finanzielles Interesse, sondern wissenschaftlicher und therapeutischer Dialog zwischen klassischer Homöopathie und Schulmedizin im Interesse der bestmöglichen medizinischen Versorgung der Bevölkerung im Vordergrund stehen müsste. Hier könnte Public Health die mögliche Schnittstelle sein, um einen Dialog zwischen diesen beiden Verfahren zu schaffen und weitergehende Analysen im Bezug auf die Arzt-Patient-Interaktion und die Wirkung homöopathischer Mittel unparteiisch durchzuführen.

Literaturverzeichnis

[1] Bortz, J.; Döring, N. (2006): Forschungsmethoden und Evaluation für Human- und Sozialwissenschaftler.- Heidelberg: Springer Verlag, 4. überarbeitete Auflage

[2] Brand, A., Brand, H. (2002): Epidemiologische Grundlagen. In: Kolip, P. (Hrsg.): Gesundheitswissenschaften. Eine Einführung.- Weinheim: Juventa Verlag, 1. Auflage, S. 99-123

[3] Braun, A. (2002): Methodik der Homöotherapie.- Stuttgart: Sonntag Verlag, 7. verbesserte Auflage

[4] DZVhÄ (Hrsg.) (2008): Homöopathie. Zeitschrift des Deutschen Zentralvereins homöopathischer Ärzte, 7. Jhg. (3)

[5] Egger, M.; Shang, A.; Huwiler-Müntener, K; Nartey, L.; Jüni, P.; Dörig, S.; Sterne, J.; Pewsner, D. (2005): Are the clinical effects of homoeopathy placebo effects? Comparative study of placebo-controlled trials of homoeopathy and allopathy. In: The Lancet, o. Jhg. (366), S. 726-732

[6] Fritsche, H. (1982): Samuel Hahnemann. Idee und Wirklichkeit der Homöopathie.- Göttingen: Ulrich Burgdorf Verlag, 3. Auflage

[7] Gerok, W.; Huber, C.; Meinertz, T.; Zeidler, H. (2000): Grundlagen der Inneren Medizin. In: Gerok, W. (Hrsg.); Huber, C. (Hrsg.); Meinertz, T. (Hrsg.); Zeidler, H. (Hrsg.): Die Innere Medizin.- Stuttgart: F. K. Schattauer Verlagsgesellschaft mbH, 10. Auflage, S. 1-19

[8] Hahnemann, S. (1999): Organon der Heilkunst.- Rieden am Forggensee: Barthel & Barthel Verlag, Nachdruck der 6. Auflage, die 1842 verfasst wurde

31

Literaturverzeichnis

[9] Hajen, L.; Paetow, H.; Schumacher, H. (2006): Gesundheitsökonomie. Strukturen - Methoden - Praxisbeispiele.- Stuttgart: W. Kohlhammer GmbH Verlag, 3. Auflage

[10] Hurrelmann, K. (Hrsg.) (2003): Gesundheitssoziologie. Eine Einführung in sozialwissenschaftliche Theorien von Krankheitsprävention und Gesundheitsförderung.- Weinheim: Juventa Verlag, 5. Auflage

[11] Jipp, P.; Anschütz, F. (2003): Anamnese. In: Jipp, P. (Hrsg.); Zoller, W. (Hrsg.): Differenzialdiagnose internistischer Erkrankungen. Nach Leitsymptomen von A-Z.- München: Urban & Fischer Verlag, 2. Auflage, S. 9-17

[12] Kent, J. (2001): Zur Theorie der Homöopathie. Vorlesungen über Hahnemanns Organon.- Heidelberg: Karl F. Haug Verlag, 4. Auflage

[13] Kolip, P. (2002): Entwicklung der Gesundheitswissenschaften in Deutschland: Ausgangspunkte, Definitionen und Prinzipien. In: Kolip, P. (Hrsg.): Gesundheitswissenschaften. Eine Einführung.- Weinheim: Juventa Verlag, 1. Auflage, S. 7-22

[14] Krones, T.; Richter, G. (2008): Ärztliche Verantwortung: das Arzt-Patient-Verhältnis. In: Bundesgesundheitsblatt - Gesundheitsforschung - Gesundheitsschutz, 52. Jhg. (8), S. 818-826

[15] Kruse, W. (2005): Entwicklung und Grundlagen der Allgemeinmedizin. In: Kruse, W. (Hrsg.); Schettler, G. (Hrsg.): Handbuch der Allgemeinmedizin.- Hamburg: Nikol Verlagsgesellschaft, Sonderausgabe, S. 5-8

[16] Langbein, M.; Martin, H.; Weiss, H. (2004): Bittere Pillen. Nutzen und Risiken der Arzneimittel.- Köln: Verlag Kiepenheuer & Witsch, 76. ergänzte und korrigierte Auflage

[17] Mattern, H. (2005): Ärztliches Gespräch. In: Kruse, W. (Hrsg.); Schettler, G. (Hrsg.): Handbuch der Allgemeinmedizin.- Hamburg: Nikol Verlagsgesellschaft, Sonderausgabe, S. 9-11

[18] Phatak, S. (1999): Homöopathische Arzneimittellehre.- Neu Dehli, Göttingen: Ulrich Burgdorf Verlag, 1. Auflage

Literaturverzeichnis

[19] Rager, G. (1994): Medizin als Wissenschaft und ärztliches Handeln. In: Honnefelder, L. (Hrsg.); Rager, G. (Hrsg.): Ärztliches Urteilen und Handeln. Zur Grundlegung einer medizinischen Ethik.- Frankfurt am Main, Leipzig: Insel Verlag, 1. Auflage, S. 15-52

[20] Rogler, G. (2008): Der Arzt als Dienstleister - der Patient als Kunde. In: Kingreen, T. (Hrsg.); Laux, B. (Hrsg.): Gesundheit und Medizin im interdisziplinären Diskurs.- Berlin, Heidelberg: Springer-Verlag, 1. Auflage, S. 69-87

[21] Rosenbrock, R. (Hrsg.); Gerlinger, T. (Hrsg.) (2006): Gesundheitspolitik. Eine systematische Einführung.- Bern: Hans Huber Verlag, 2. vollständig überarbeitete und erweiterte Auflage

[22] Schmacke, N. (2005): Wie viel Medizin verträgt der Mensch?- Bonn, Bad Homburg: KomPart Verlagsgesellschaft mbH & Co. KG, 2. Auflage

[23] Schwartz, F.; Walter, U. (2003): Altsein - Kranksein? In: Schwartz, F. (Hrsg.); Badura, B. (Hrsg.), Dusse, R. (Hrsg.); Leidl, R. (Hrsg.); Raspe, H (Hrsg.); Siegrist, J. (Hrsg.); Walter, U. (Hrsg.): Das Public Health Buch. Gesundheit und Gesundheitswesen.- München: Urban & Fischer Verlag, 2. völlig neu bearbeitete und erweiterte Auflage, S. 163-180

[24] Siegrist, J. (2005): Medizinische Soziologie.- München: Elsevier Urban & Fischer Verlag, 6. Auflage

[25] Steinwede, A. (2000): Gesundheit und Krankheit. In: Münch, G. (Hrsg.); Reitz, J. (Hrsg.): Grundlagen der Krankheitslehre. Das große Nachlagewerk für Ärzte, Studenten und Patienten.- Hamburg: Nikol Verlagsgesellschaft, Sonderausgabe, S. 1-13

[26] Uexküll, T.; Wesiack, W. (1998): Theorie der Humanmedizin. Grundlagen ärztlichen Denken und Handelns.- München, Wien, Baltimore: Urban und Schwarzenberg, 3. völlig überarbeitete Auflage

[27] Vithoulkas, G. (1993): Die wissenschaftliche Homöopathie. Theorie und Praxis naturgesetzlichen Heilens.- Göttingen: Ulrich Burgdorf Verlag, 5. Auflage

[28] Vithoulkas, G. (1999): Medizin der Zukunft.- Kassel: Georg Wennderoth Verlag, 18. Auflage

Literaturverzeichnis

[29] Weilandt, C. (2005): Compliance. Umgang mit einer HIV-Therapie. MED-INFO. Medizinische Information zu HIV und AIDS.- Köln: AIDS-Hilfe Köln e.V.

[30] Happle, R. (1992): Marburger Erklärung zur Homöopathie. Beschluss des Fachbereichsrates. In: www.promed-ev.de. Verweis unter: http://www.promed-ev.de/modules/newbb/viewtopic.php?topic_id=170&forum=43#forumpost443 [05.12.2005]

BEI GRIN MACHT SICH IHR WISSEN BEZAHLT

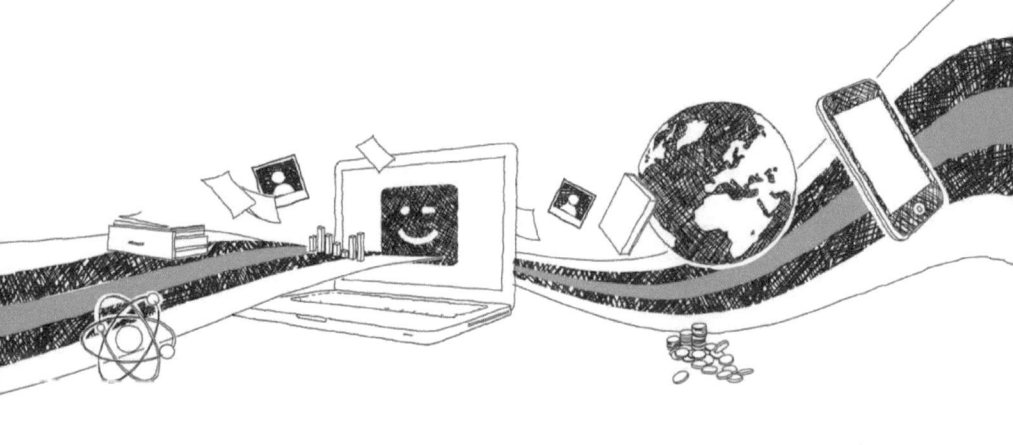

- Wir veröffentlichen Ihre Hausarbeit,
  Bachelor- und Masterarbeit

- Ihr eigenes eBook und Buch -
  weltweit in allen wichtigen Shops

- Verdienen Sie an jedem Verkauf

Jetzt bei www.GRIN.com hochladen und kostenlos publizieren

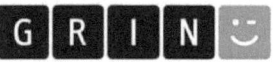